Bora Rama Rao

Comprimidos de desintegração oral de besilato de amlodipina

Bora Rama Rao

Comprimidos de desintegração oral de besilato de amlodipina

Preparação e avaliação utilizando polímeros naturais

ScienciaScripts

Cover image: www.ingimage.com

This book is a translation from the original published under ISBN 978-3-330-02359-8.

Publisher:
Sciencia Scripts
is a trademark of
Dodo Books Indian Ocean Ltd. and OmniScriptum S.R.L publishing group

120 High Road, East Finchley, London, N2 9ED, United Kingdom
Str. Armeneasca 28/1, office 1, Chisinau MD-2012, Republic of Moldova, Europe
Managing Directors: Ieva Konstantinova, Victoria Ursu
info@omniscriptum.com

Printed at: see last page
ISBN: 978-620-8-39065-5

Índice

CAPÍTULO 1: INTRODUÇÃO

INTRODUÇÃO

Comprimidos de dissolução rápida [1]

Os comprimidos de dissolução rápida são concebidos para se desintegrarem e libertarem os seus medicamentos sem caraterísticas especiais de controlo da taxa, tais como revestimentos especiais e outras técnicas.

A NECESSIDADE DE DESENVOLVIMENTO DO FDDS

A necessidade de sistemas de administração não invasivos persiste devido à fraca aceitação e conformidade dos doentes com as formas de administração existentes, à dimensão limitada do mercado para as empresas farmacêuticas e para as utilizações dos medicamentos e ao elevado custo da gestão da doença.

Fator doente:

- Pacientes pediátricos e geriátricos que têm dificuldade em engolir ou mastigar formas de dosagem sólidas.
- Doentes que não estão dispostos a ingerir preparações sólidas com receio de se engasgarem.
- Pacientes geriátricos que necessitam de tomar doses diárias de anti-depressivos.
- Crianças com alergias que desejam uma forma de dosagem mais cómoda.
- Uma mulher de meia-idade submetida a radioterapia para cancro da mama pode estar demasiado aterrorizada para tomar um bloqueador H2.
- Um doente esquizofrénico que pode tentar esconder uma mesa convencional com a língua para evitar a dose diária de antipsicótico.
- Um doente com náuseas persistentes, sem acesso a água.

VANTAGENS DOS COMPRIMIDOS DE DISSOLUÇÃO RÁPIDA :[2]

- Administrado a doentes com problemas de deglutição.
- Intervenção rápida na terapia medicamentosa.
- Obter uma biodisponibilidade melhorada / absorção rápida através da absorção pré-gástrica dos fluidos da boca, faringe e esófago, passando pela saliva.
- Conveniente para a administração.
- Boa sensação na boca.
- Risco de asfixia ou sufocação.
- Novas oportunidades de negócio, como a diferenciação de produtos, a promoção e a gestão do ciclo de vida.

LIMITAÇÃO DOS COMPRIMIDOS DE DISSOLUÇÃO RÁPIDA :[2]

Os doentes que tomam medicamentos anticolinérgicos podem não ser convenientes com a FDT. Os doentes com síndrome de Shortens ou secura da boca não são bons candidatos devido à diminuição da produção de saliva.

Quadro nº 1: Desafios na formulação do FRT[3] :

1. Mechanical strength and disintegration time:
2. Taste masking:
3. Mouth feel:
4. Sensitivity to environment conditions:
5. Cost:

Quadro n.º 2: Compressão direta:

• It is the easiest way to manufacture tablets.
• Conventional equipment, commonly available excipients and a limited number of processing steps are involved in direct compression.
• Also high doses can accommodate and final weight of tablet can easily exceed that of the other production method.
• Directly compressed tablets disintegration and solubilization depends on single or combined action of disintegrates, water soluble excipients and effervescent agent.
• Disintegrate efficacy is strongly affected by tablet size and hardness.
• Large and hard tablets have disintegration time more than that usually required.
• Breakage of tablet edges during handling and tablet rupture during the opening of blister alveolus, all results from insufficient physical resistance.

Quadro n.º 3 : Algumas tecnologias patenteadas para comprimidos de desintegração oral de dissolução rápida:

Technology	Company's Name	Technology Base
Durasolv, Oralolv	CIMA lab Inc.	Moulding
Flash Tab	Ethypham	Moulding
Wow Tab	Yamanouchi pharma	Moulding
Zydis	R.P. scherer Inc.	Freeze dried wafers
Flash Dose	Fuisz technology ltd.	Cotton candy process
Ziplets	Eurand	Moulding
Flash Melt	Elancorp.	Moulding

Quadro n.º 4: Lista de ODT's/FDT disponíveis no mercado[5]

Trade name	Active drug	Manufacturer
FeldeneFast Melt	Piroxicam	Pfizer Inc, USA
CalritinRedi Tab	Loratidine	Schering Plugh Corp, USA
Maxalt MLT	Rizatriptan	Merck & Co, USA
Zyprexia	Olanzapine	Eli Lilly, Indianpolis, USA
Pepcid RPD	Famotidine	Merck & Co, NJ, USA
Zofran ODT	Ondansetron	GlaxoWellcome, Middlesex, UK
Zooming ZMT	Zolmitriptan	AstraZeneca, Willington, USA
Zelpar TM	Selegilline	Amarin Corp, London, UK
TempraQuiclets	Acetaminophen	Bristol Myers squibb, NY, USA
Febrectol	Paracetmol	Prographarm,Chateauneuf, France
Nimulid MDT	Nimesulide	Panacea Biotech, New Delhi, India
Torrox MT	Rofecoxib	Torrent pharmaceuticals, India
OlanexInstab	Olanzapine	Ranbaxy Labs Ltd, Delhi, India
Romilast	Montelukast	Ranbaxy Labs Ltd, Delhi, India
Benadryl Fastmelt	Diphenhydramine and pseudoephedrine	Warner Lambert, USA

CAPÍTULO 2: OBJECTIVO E FINALIDADE

FINALIDADE E OBJECTIVO

OBJECTIVO:

Desenvolver comprimidos de dissolução rápida de besilato de amlodipina

OBJECTVE:

Desenvolvimento e avaliação de comprimidos de libertação rápida de besilato de amlodipina.

PLANO DE TRABALHO:

- Desenvolvimento da fórmula final
- Recolha bibliográfica do rasto do produto
- Estudos de pré-formulação
- Determinação da compatibilidade fármaco-polímero
- Formulação do produto de rasto
- Estudos de dissolução da formulação
- Finalização da fórmula quantitativa

CAPÍTULO 3: REVISÃO DA LITERATURA

Quadro n.º 5: revisão da literatura dos trabalhos de investigação efectuados sobre FDT:

1	zppicolon	Direct compression	Acidi-sol, cross carmellose ,polyplassdone XL-10	Short term stability	Umakar D.G, *et al.*, (2010).
2	Telmisartan	Direct compression	Crospovidone,AC-di-sol,sodium starch glycolate	Increase dissolution rate and bioavailabilty	Debjjit Bhowmik *et al.*, (2009).
3	Metaprolol tartrates	Direct compression	Different super disintegrates	Improved bioavailabilty ,effectiveness	Raghavendra Rao N.G *et al., (2011).*
4	Mifidipine	Wet granulation	Crosscarmellose sodium	Rapid absorption ,improved bioavailability	Shinde Anil kumar *et al., (2004).*
5	Domperidone	Direct compression	Sodium starch glycolate	Increase disintegration time and dissolution rate	Parmar, R. B *et al.*, (2009).
6	Sertraline	Direct compression	Starch glycolate crosspovidone	Reduced bioavilabilty of drug	Marathe *et al., (2009).*
7	Metoformin hydrochloride	Direct compression	Croscarmellose sodium	Rapidly disintegrating tablet	Swati patil *et al.*, (2003).

8	Losartan potassium	Direct compression	Polyplasdone XL10,crosscarmellose sodium	improving bioavailability	Kakade,S. M *et al.,*
9	Nifedipine	Direct compression	Croscarmellose sodium ,sodium starch glycolate crospovidone	Fast dissolution and disintegration rate	Sheeba, FR *et al.,* (2009).
10	Hydrochlorothiazide	Direct compression	Ceoscarmellose sodium	Fasted disintegration and 100%drug release	Rangole, U.S *et al., (2008).*
11	Oxcarbazepine	Melt granulation	PEG4000	Improve the dissolution	Patel N.V *et al.,* (2004).
12	Famotidine	Direct compressoon	Ac-Di-sol ,crospovidone ,sodium starch glycolate	Better disintegrating property	Anish chandy, *et al., (2010).*
13	Fluoxetine	Wet granulation	Sodium starch glycolate croscarmellose		Indhumathi , *et al.,* (2009).
14	Haloperidol	Wet granulation method	Croscarmellose sodium	Good dissolution profile	Ravikumar, *et al., (2001).*
15	Famotidine	Wet granulation method	starch glycolate croscarmellose	Good dissolution profile	Furtado. S, *et al., (2006).*
16	Chlorpromazine		Sodium starch glycolate,crospovidone ,	Rapidly disintegrating with enhanced dissolution	Ganesh kumar Gudas, *et al., (2009).*

17	Buspirone	Granulation and direct compression method,freeze drying method	Crospovidone ,croscarmellose sodium and sodium starch glycolate	Exhibit quick disintegration time	Zade P. S, *et al., (2007).*
18	Amitriptyline hydrochloride	Direct compression	Croscarmellose sodium (ac-Di-Sol)	Better disintegrating character along with the rapid release	Mohsin A. A. *et al., (2008).*
19	Baclofen	Direct compression	Crospovidone ,sodium starch glycolate	Excellent in-vitro disintegration time and drug release	Radke R. S. *et al., (2007).*
20	Ondansetron hydrochloride	Direct compression	Clove oil	Good drug releasing property ,good mouth feel and improved drug availability with better patient compliance	Hindustan abdul, *et al., (2010).*
21	Raloxifine HCL	Direct compression	Crospovidone ,croscarmellose sodium ,sodium starch glycolate	Reduced drug crystallinity ,improved bioavailability	Balasubra maniam J, et *al., (2009).*
22	Etoricoxib	Sublimation	Camphor	Fast dissolving tablet with improved	Patel D.M. , *et al ., (2008)*

PERFIL DO MEDICAMENTO E DO EXCIPIENTE

Tabela nº 6: Perfil do medicamento

AMLODIPINE BESYLATE[25]
FORMULA:
3-ethyl 5-methyl 2-(2-aminomethoxymethyl)-4-(2-chlorophenyl)- 1,4-dihydro-6-methylpyridine-3,5- dicarboxylatemonobenzenesulphonate
STRUCTURE: 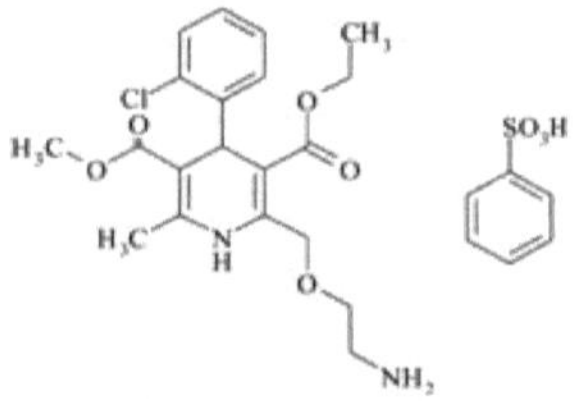
Empirical Formula: $C_{26}H_{31}ClN_2O_8S$
Molecular Weight: 567.1
Description: White or almost white powder
Melting Point: 178-179°C
Solubility: slightly soluble in water, freely soluble in methanol, sparingly soluble in ethanol, slightly soluble in 2-propanol
Category: Antianginal, Antihypertensive
Half Life: 30-35hours
Mechanism of Action:
✓ Amlodipine is a calcium channel blocking agent.
✓ It inhibits the influx of extracellular calcium across the myocardial and vascular smooth muscle cell membranes.
✓ The decrease in intracellular calcium inhibits the contractile processes of the myocardial smooth muscle cells, causing dilation of the coronary and systemic arteries, increased oxygen delivery to the myocardial tissue, decreased total peripheral resistance, decreased afterload.
PHARMACOKINETICS:

Absorption:
After oral administration of therapeutic doses, amlodipine is well absorbed with peak blood levels between 6 to 12hours post dose. Absolute bioavailability has been estimated to be between 60 & 80%.
Distribution:
In vitro studies have shown that approximately 97.5% of circulating amlodipine is bound to plasma proteins
Metabolism:
Amlodipine is extensively metabolized by liver to inactive metabolites
Excretion:
10% of the parent compound and 60%of the metabolites excreted in the urine
Indications:
Hypertension and prophylaxis of angina
Dosage and administration:
Adult recommended starting dose; 5mg once daily with maximum dose 10mg once daily. Small, fragile or elderly patients or patients with hepatic insufficiency may be started on 2.5mg once daily. Pediatric starting dose: 2.5mg to 5mg once daily
Side Effects:
Amlodipine besylate may cause the following side effects. Most side effects are mild or moderate:
• Headache
• Swelling of legs or ankles
• Tiredness, extreme sleeplessness
• Stomach pain, nausea
• Dizziness
• Flushing (hot or warm feeling in your face)
• Arrhythmia (irregular heartbeat)
• Heart palpitations(very fast heartbeat)

Tabela nº :7 Perfil do excipiente do manitol:

Empirical Formula And Molecular Weight: $C_6H_{14}O_6$, 182.17
Structural formula:
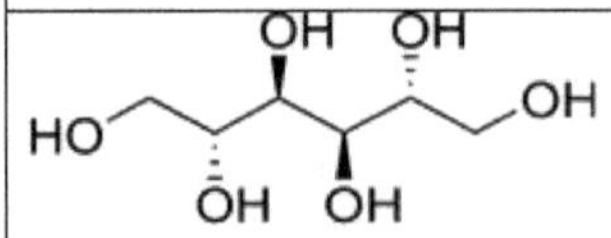 OH OH HO OH OH OH
Functional Category
Diluent, Sweetening agent; tonicity agent
Applications:
• Mannitol is widely used in pharmaceutical formulations and food products. In pharmaceutical preparations it is primarily used as a diluent (10-90%). It is used with moisture sensitive active ingredients.
• Mannitol may be used in direct compressiontablet applications for which the granular and spray dried forms are available or in direct compressions.
• In lyophilized preparations, mannitol (20-90%w/w) has been included as a carrier to produce a stiff, homogenous cake that improves the appearance ofthe lyophilized plug in a vial. A pyrogen free form is available specifically for this use.
• Mannitol (<7%w/v) has been suggested as a plasticizer in soft gelatin capsules, as a component of sustained release tablet formulations, and as a carrier in dry powder inhalers.
• It is also used as diluent in rapidly dispersing oral dosage forms.
• It is used in food applications as a bulking agent.
• Therapeutically mannitol is administered parenterally as osmotic diuretic,
Description: White, odorless, crystalline powder, or free flowing granules,
It has a sweet taste, approximately as sweet as glucose and half as sweet as sucrose and imparts a cooling sensation in the mouth.
Typical Properties:
Bulk Density:

Quadro nº :8 Perfil do excipiente da celulose microcristalina

Synonyms
Avicel PH
Empirical Formula and Molecular Weight:
$(C_6H_{10}O_5)$n 3600 where n 20
Structural formula:
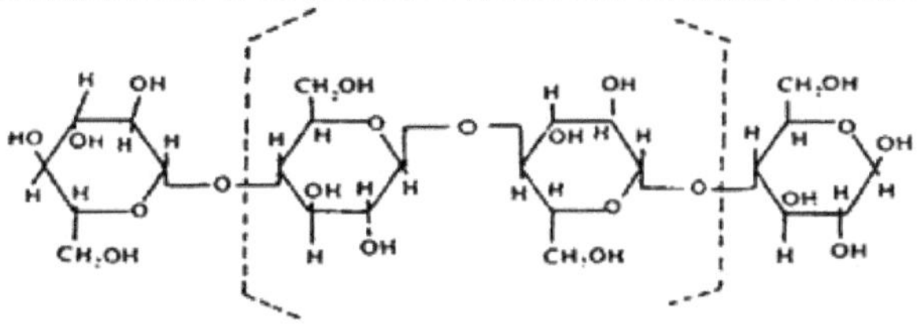
Functional Category:
Adsorbent; Suspending agent; Tablet and capsule diluent; tablet disintegrant
Applications:
Mucoadhesion doesn't tendto be strong enough to impart to dosage forms the ability to resist the strong propulsion forces of the stomach wall.
The continuous production of mucous by the gastric mucosa to replace the mucous that is lost through peristaltic contractions and the dilution of the stomach content also seem to limit the potential of mucoadhesion as a gastro retentive force.
Some of the most promising excipients that have been used commonly in the system include polycarbophyll, carbopol, lecithin, chitosan etc.
Description:
White, odorless, tasteless, crystalline powder composed of porous particles.
Stability and Storage Conditions:
Microcrystalline cellulose is a stable though hygroscopic material. The bulk material should be stored in well closed container in a cool dry place.

Quadro nº :9 Perfil do ecipiente do estearato de magnésio

Synonyms: Metallic stearic, magnesium salt
Functional category: Tablet and capsule lubricant
Chemical name: octadecanoic acid, magnesium salt; magnesium stearate
Structural formula:
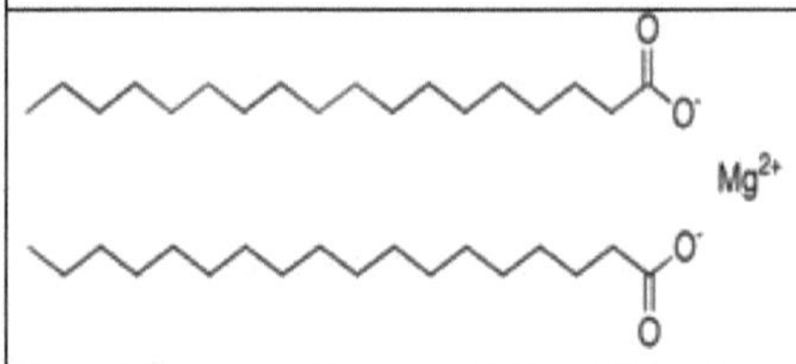 O O^- Mg^{2+} O^- O
Empirical formula:
$C_{36}H_{70}MgO_4$
$[CH_3 (CH_2)_{16}COO]_2$ Mg
Molecular weight: 591.3
Description:
It is a fine, white, precipitated or milled, impalpable powder of low bulk density having a faint characteristic odour and taste. The powder is greasy to touch and readily adheres to the skin.
Typical Properties
Solubility:
Practically insoluble in ethanol, ethanol (95%), ether and water, slightly soluble in benzene and warm ethanol (95%)
Stability and Storage Conditions:
Stable, non-self polymerisable. Store in a cool dry place in a well closed container.
Density:
Bulk density: 0.159g/cm^3
Tapped density: 0.286g/cm^3
True density: 1.092g/cm^3

Flow Ability:
Poor flow, cohesive powder.
Melting Range:
117-150όC (commercial samples)
126-130όC (high purity magnesium stearate)
Incompatibilities:
Incompatible with strong acids, alkalis, iron salts and with strong oxidizing material.
Applications:
Tablet and capsule lubricant, glidant and anti adherent in the concentration range of 0.25-2%

Quadro nº : 10 Perfil do excipiente de TALC

Empirical Formula:
Talc is a purified hydrated, magnesium silicate, approximating to the formula $Mg_6(Si_2O_5)_4(OH)_4$ it may contain small variable amounts of aluminum silicate and iron.
Functional categories:
Anticaking agent, glidant, tablet and capsule diluents, tablet and capsule lubricants.
Applications:
Dusting powder; Glidant and lubricant; Tablet and capsule diluents.
Description
Talc is very fine white to grayish white, odorless, impalpable, unctuous and crystalline powder. It adheres readily to the skin and is soft to the touch and free from grittiness.
Solubility:
Practically insoluble in dilute acids and alkalis, organic solvents and water.
Stability and storage conditions
Talc is stable material and may be sterilized by heating at 160 °C for not less than 1hour. It may also be sterilized by exposure to ethylene oxide or gamma irradiation. Talc should be stored in a well closed container in a cool, dry place.
Incompatibilities:
Incompatible with quaternary ammonium compounds.

Bacilo de ósmio

- ***Ocimumbasilicum*** - também chamado manjericão grande
- Família - Lamiaceae
- Utilizações: Tratamento de dores de cabeça, tosse, diarreia, prisão de ventre.

Bauhinia vahlii:

- Nome comum: Trepadeira maloo, trepadeira bauhinia, trepadeira pé de camelo
- Família: Fabaceae
- Utilizações: A casca interna é uma fonte de fibra, utilizada no fabrico de cordas e mucilagem.

CAPÍTULO 4: METODOLOGIA

METODOLOGIA

TRABALHO EXPERIMENTAL

MATERIAIS:

Quadro n.º 11: Lista de medicamentos e excipientes

S.NO	MATERIALS	USES
1	Amlodipine besylate	Treatment of angina pectoris
2	Ocimum bacillus	Super disintegrant
3	Bouganvillia vallie	Super disintegrant
4	Micro crystalline cellulose	Binder/ diluent
5	Magnesium sterate	Lubricant
6	Talc	Glidant
7	Mannitol	Diluent

Quadro nº :12 Lista dos equipamentos utilizados:

S.NO	EQUIPMENTS	MANUFACTUED BY/SUPPLIED BY
1	Electronic balance	Elite
2	Ph meter	Elite
3	Laboratory sieves	Elite
4	UV-Visible spectrophotometer	Elico UV 150 double beam spectrophotometer
5	Hot air oven	Elite
6	Tablet compression machine	Elite scientific and equipment's
7	Monsanto hardness tester	Elite
8	Roche friabilator tester	Elite scientific and equipments
9	Tapped density meter	Electrolab
10	Disintegrating apparatus	Elite scientific and equipments
11	Dissolution test apparatus	M/s Lab India (model-DS 8000)
12	FTIR spectrophotometer	Broker 8400S

Estudos de pré-formulação

Espectro de absorção de IV (infravermelhos):

O espetro de IV da amlodipina foi registado com o número de onda 4000 a 400 cm^1 sobre um disco de KBr

Identificação da droga pura:

A identificação do besilato de amlodipina foi efectuada por espetroscopia de absorção de infravermelhos

Determinação do ponto de fusão:

O ponto de fusão do besilato de amlodipina foi determinado pelo método capilar aberto.

Preparação da curva de calibração:

O besilato de amlodipina (100 mg) foi pesado com exatidão e transferido para um balão volumétrico de 100 ml e dissolvido numa pequena quantidade de metanol. O volume foi aumentado para 100 ml com metanol para obter uma concentração de 1000 pg/ml. A partir daí, foram preparadas alíquotas de 2 ml, 4 ml, 6 ml, 8 ml e 10 ml de metanol para obter uma concentração de 2,4,6,8,10 pg/ml.Quando a solução foi analisada na gama UV, isto é, 200nm a 800nm, verificou-se que o λmax era de 239nm para o besilato de amlodipina em metanol como um branco no espetrofotómetro visível UV. A absorvância de cada 1 foi medida a 239nm contra o branco.

Gama de Beer: 2-10 pg/ml

A concentração foi calculada utilizando a fórmula

Concentração= Absorvância / declive

Preparação da solução tampão de fosfato 6,8 P^H :

Pesaram-se 27,2 g de fosfato de potássio monobásico e diluíram-se até 100 ml, para obter uma solução de reserva de fosfato de potássio monobásico. Pesaram-se 8 g de Naoh e diluíram-se até 1000 ml para obter uma solução de Naoh 0,2 M. Adicionaram-se 50ml de solução de fosfato de potássio monobásico foram retirados da solução de reserva para um balão volumétrico de 200 ml e foram adicionados 22,4 ml de solução de Naoh da solução de reserva de Naoh 0,2 M e, em seguida, foi utilizada água para perfazer o volume.

Estudos de compatibilidade de fármacos e polímeros:

Estudos de compatibilidade com excipientes de medicamentos:

A compatibilidade do fármaco com os respectivos polímeros e excipientes individuais e a sua combinação na formulação principal foi estabelecida por análise espetral de absorção de IV (FT-IR).

Estudos de pós-formulação:

Os FDT de besilato de amlodipina foram preparados utilizando superdesintegrantes naturais pelo método de compressão direta.

DC para a preparação de comprimidos:

Os comprimidos de dissolução rápida de Amlodip[inebesylate foram preparados por compressão direta utilizando uma máquina de compressão de comprimidos.

Tabela nº 13: Tabela de formulação de FDT F1-F4:

S.NO	INGREDIENTS	F1	F2	F3	F4
1	Amlodipine besylate	10	10	10	10
2	Ocimum basilicum	5	10	15	20
3	Micro crystalline cellulose	100	100	100	100
4	Mannitol	81.5	76.5	71.5	66.5
5	Magnesium stearate	1.5	1.5	1.5	1.5
6	Talc	2	2	2	2
Total weight of tablet (mg)		200	200	200	200

Quadro nº 14 : Tabela de formulação de F5-F8 :

S.NO	INGREDIENTS	F5	F6	F7	F8
1	Amlodipine besylate	10	10	10	10
2	Bauhinia Valhi	5	10	15	20
3	Micro crystalline cellulose	100	100	100	100
4	Mannitol	81.5	76.5	71.5	66.5
5	Magnesium stearate	1.5	1.5	1.5	1.5
6	Talc	2	2	2	2
Total weight of tablet (mg)		200	200	200	200

Quadro nº 15: Tabela de formulação de F9-F12

S.NO	INGREDIENTS	F9	F10	F11	F12
1	Amlodipine besylate	10	10	10	10
2	Ocimumbasilicum	2.5	5	7.5	10
3	Bauhinia Valhi	2.5	5	7.5	10
4	Micro crystalline cellulose	100	100	100	100
5	Mannitol	81.5	76.5	71.5	66.5
6	Magnesium stearate	1.5	1.5	1.5	1.5
7	Talc	2	2	2	2
Total weight of tablet (mg)		200	200	200	200

AVALIAÇÃO DE COMPRIMIDOS:

Method:

A funnel was filled to the brim and the test sample was allowed to flow smoothly through the orifice under gravity. From the cone formed on the graph sheet was taken to measure the area of pile, thereby evaluating the flowability of the granules. Height of the pile was also measured.

Bulk density[30]

It is defined as the mass of powder divided by bulk volume. The bulk density of a powder primarily depends on particle size distribution, particle shape, tendency of particles to adhere to one another.

Tabela nº :16 Limites do ângulo de repouso:

Angle of repose(Θ)	Flow
<25	Excellent
25-30	Good
30-40	Passable
>40	Very poor

Pre compression studies:

Angle of Repose[28]:

It is defined as the maximum angle possible between the surface of pile of powder and horizontal plane. The frictional force in a loose powder or granules can be measured by angle of repose.

$\tan\Theta = h/r$

$\Theta = \tan^{-1} h/r$

Where,

Θ is angle of repose

h is height of pile

r is radius of base of pile[29]

Relationship between angle of repose and flow properties

Bulk density= Weight of powder/ bulk volume

Tapped density= weight of powder / tapped volume

Hausners ratio[31]:

It is an indirect index of ease of power flow.

Hausner ratio= p_t/p_d

Where p_t is tapped density and p_d is bulk density. Lower hausner ratio (<1.25) indicates better flow properties than higher ones (>1.25)

Carr's compressibility index[31]

The compressibility index of the granules/powder was determined by Carr's compressibility index. (%)

Carr's index = TBD/ (TBD-LBD) X 100

POST COMPRESSION PARAMETERS:

Shape and Appearance

Tablets were examined under a lens for the shape and color was observed by keeping the tablets in light.

Uniformity of Thickness:

Thickness of both core tablet and coated tablet were measured using calibrated dial caliper. Three tablets of each formulation were picked randomly and dimensions determined. It is expressed in mm and standard deviation was also calculated.

Hardness Test[32]:

Tablets require a certain amount of strength or hardness and resistance to friability, to withstand mechanical shocks of handling in manufacture, packaging and shipping. The hardness was measure using Monsanto hardness tester. It is expressed in Kg/cm^2. Three tablets were randomly picked and mean standard deviation was calculated.

Friability test[32, 33]:

It is the phenomenon whereby tablet surface are damaged and or show evidence of lamination or breakage when subjected to mechanical shock or attrition. It is determined using electro lab USP EF 2 friabilator. It is expressed in %.

$F = W_{initial} - W_{final} / W_{initial} x\ 100$

%friability of tablets <1% is considered accepted.

Teste de variação de peso :[33]

Os comprimidos foram selecionados aleatoriamente de cada formulação e pesados individualmente para verificar a variação de peso. A farmacopeia dos EUA permite uma pequena variação no peso do comprimido.

Quadro n.º 17:

Average deviation in weight as per USP

Average weight of tablet	Percentage deviation
130mg or less	10
More than 130mg and less than 324 mg	7.5
324mg or more	5

Quadro n.º 18:

Average deviation in weight as per IP

Average weight of tablet	Percentage deviation
80mg or less	10
More than 80mg and less than 250mg	7.5
250mg or more	5

Em todas as formulações, o peso do comprimido era inferior a 130 mg, superior a 80 mg e inferior a 250 mg, pelo que 10%, de acordo com a USP, e 7,5%, de acordo com a IP, mostram a diferença máxima permitida.

Uniformidade do teor de droga :[34]

De cada lote de comprimidos preparados, foram recolhidos 10 comprimidos alternadamente e transformados em pó. Uma quantidade de pó equivalente ao peso de um comprimido foi vertida num balão volumétrico de 100 ml, ao qual foram adicionados 10 ml de metanol e, em seguida, a solução foi submetida a sonicação durante 1 hora. As soluções foram filtradas e foram preparadas diluições adequadas com o meio. O teor de fármaco foi calculado registando a absorvância a 239nm utilizando o espetrofotómetro de UV visível.

CAPÍTULO 5: Resultados e discussão

In vitroDissolution Studies[35]:

Dissolution rate was studied by using USP- II apparatus (LAB INDIA DS- 8000 at5rpm) using 500 ml of **pH** buffer (6.8) as dissolution medium. Temperature of the dissolution medium was maintained at ± 0.5^{0}C. Aliquots of dissolution medium was withdrawn at every fivemin interval and filtered. The absorbance of filtered solution was measured by UV spectrophotometric method at 239 nm and concentration of the drug was calculated from standard calibration curve.

Stability Studies:

It is defined as the ability of a particular formulation in a specific container to remain within its physical, chemical, therapeutic and toxicological specifications.

The purpose of stability testing is to provide evidence on how the quality of a drug substance varies with time under the influence of variety of environmental factors such as humidity, temperature enables recommended storage condition, retest periods and shelf life to be established.

In the present study, the ODT were packed in suitable packaging material and stored under following conditions for period of 90days at 40±1°c and RH 75±5%. The tablets were withdrawn after time periods 15, 45, 90 days and analyzed for physical characterization.

Resultados e Discussão: o presente estudo teve como objetivo a formulação de FDT's de besilato de amlodipina. Trata-se de uma nova abordagem para melhorar a adesão dos doentes, com um início de ação mais rápido em comparação com a formulação convencional utilizada atualmente.

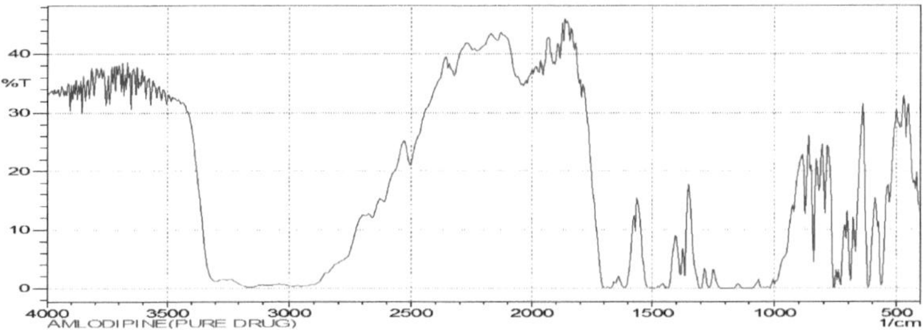

Figura no 1: Espectro FT-IR da amlodipina (medicamento puro)

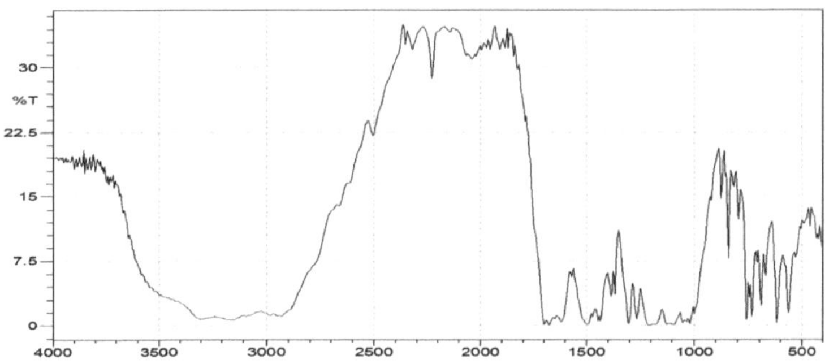

Figura n.º 2: Espectros FT-IR de amlodipina + bauhinavahli

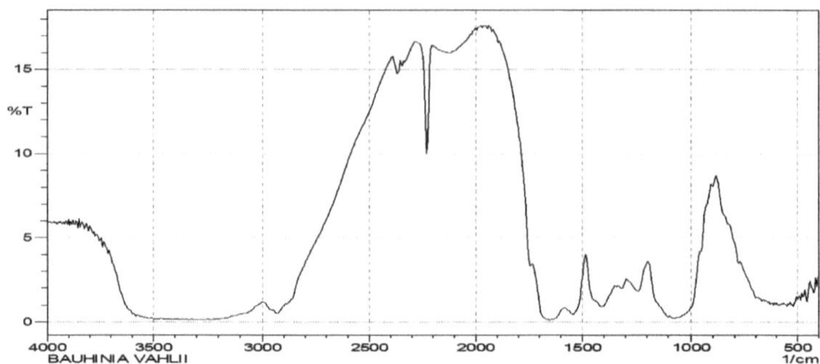

Figura nº 3 Espectros FT-IR de *Bauhinavahli*

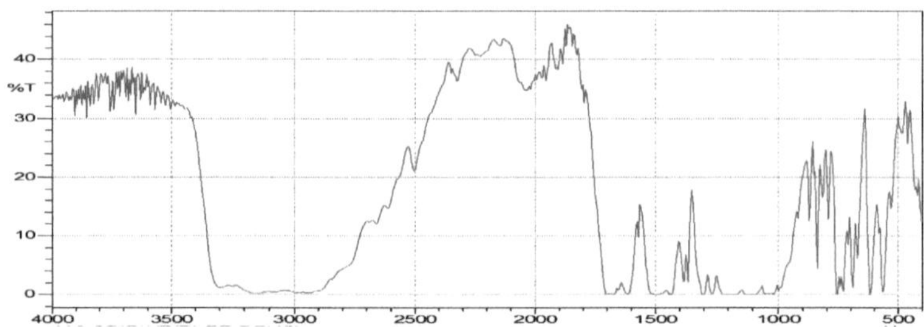

Figura n.º 4 Espectros FT-IR do bissilato de amlodipina + *Ocimum*

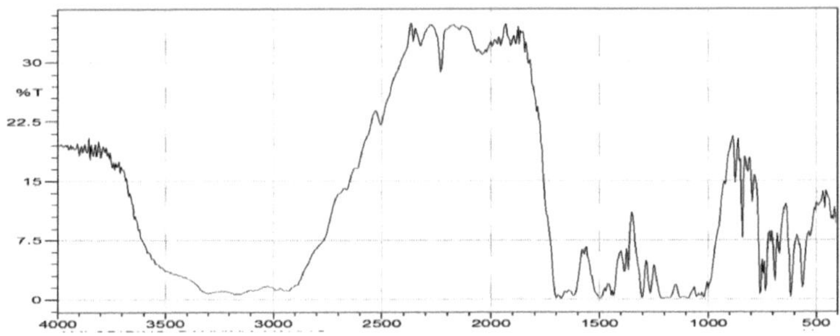

Figura n.º 5: Espectros FT-IR do *bissilato* de amlodipina+Bahuniavahli+ ocimum bacillus

IDENTIFICAÇÃO DO BESILATO DE AMLODIPINA:

Quadro n.o 19: Calibração padrão do besilato de amlodipina

S.NO	(µg/ml)	ABSORÇÃO
1	0	0
2	2	0.087
3	4	0.172
4	6	0.261
5	8	0.348
6	10	0.431

Figura n.º 6: Curva de calibração do besilato de amlodipina

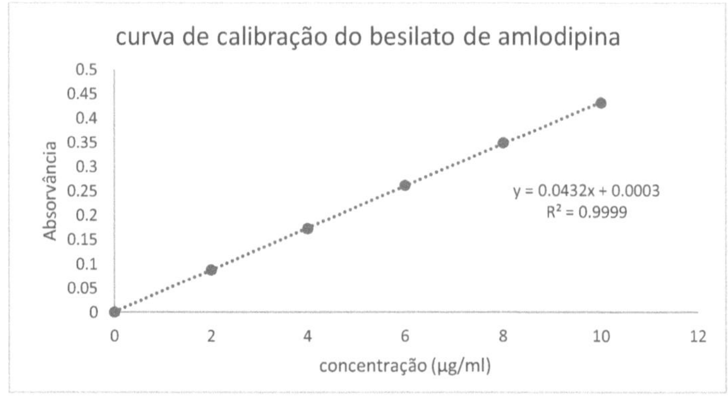

Dados da cinética de libertação:

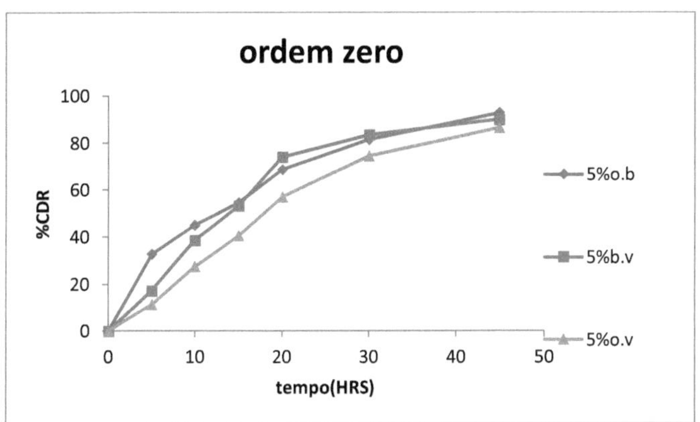

Figura n.º 7: Ordem zero (5%)

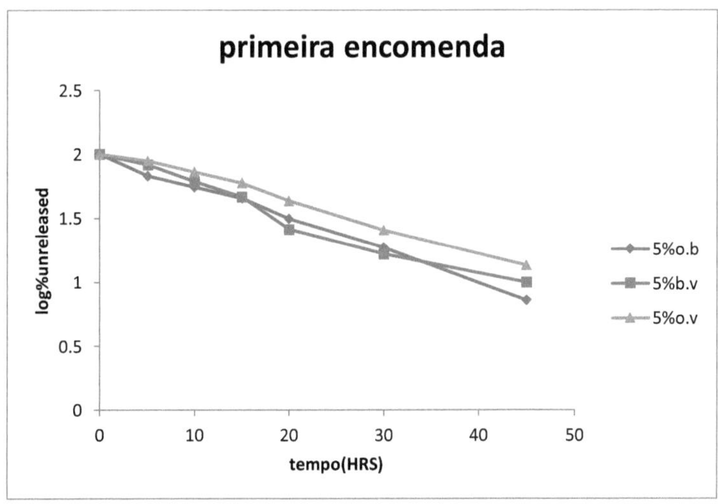

Figura n.º 8: Primeira ordem (5%)

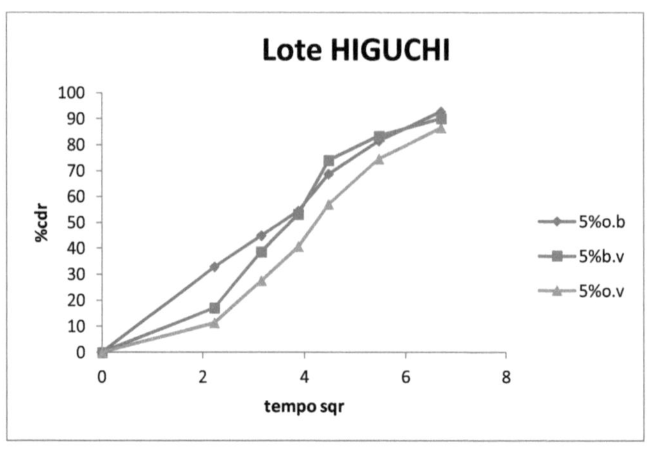

Figura nº 9: Gráficos de Higuchi (5%)

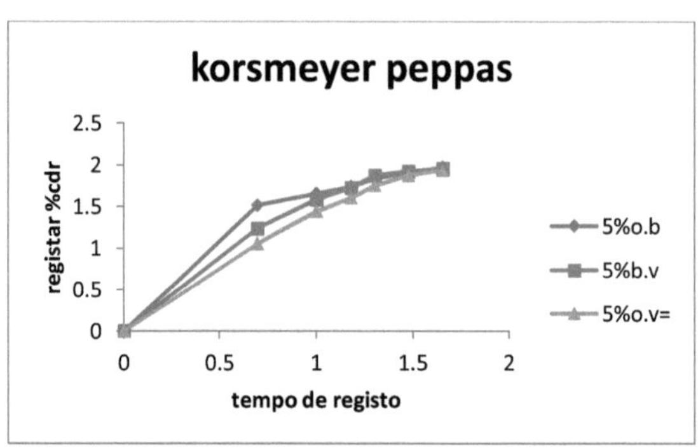

Figura nº 10: Korsemeyerpeppas (5%)

Cinética de libertação:

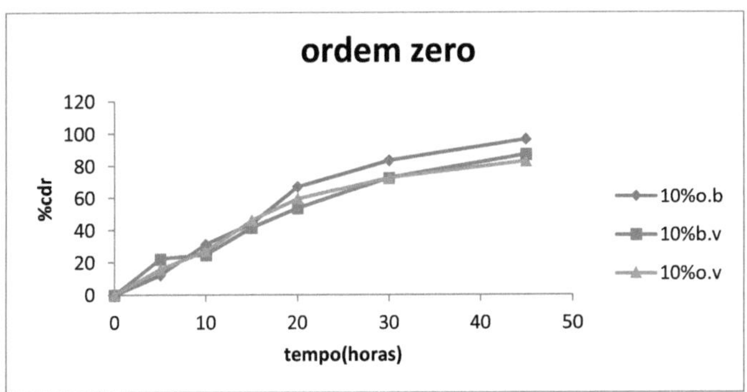

Figura nº 11: Ordem zero (10%)

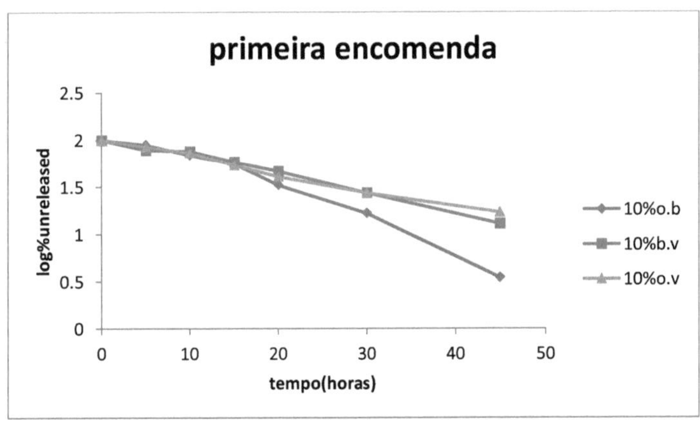

Figura nº 12: Primeira ordem (10%)

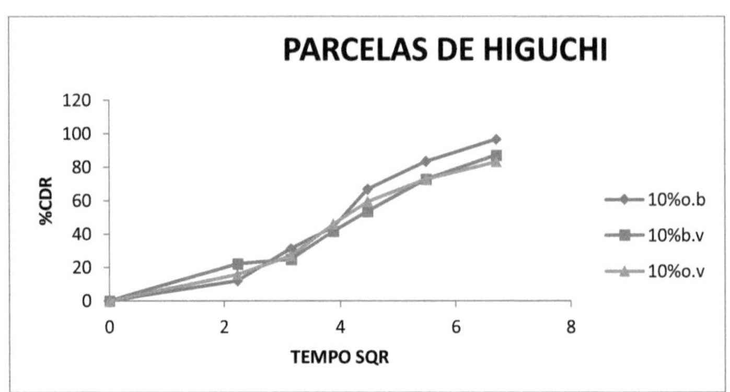

Figura nº 13: Gráficos de Higuchi (10%)

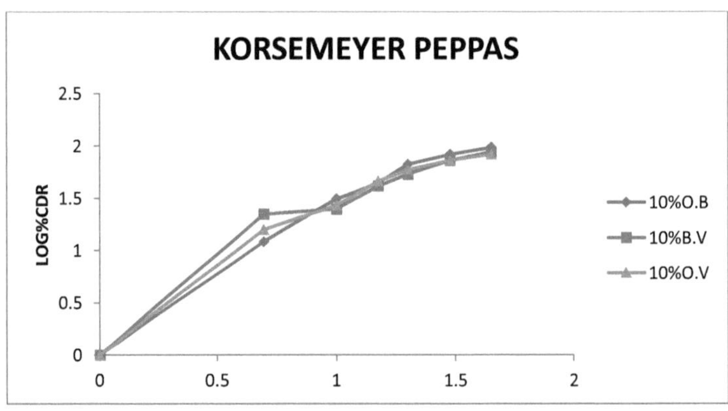

Figura nº 14: KorsemeyerPeppas (10%)

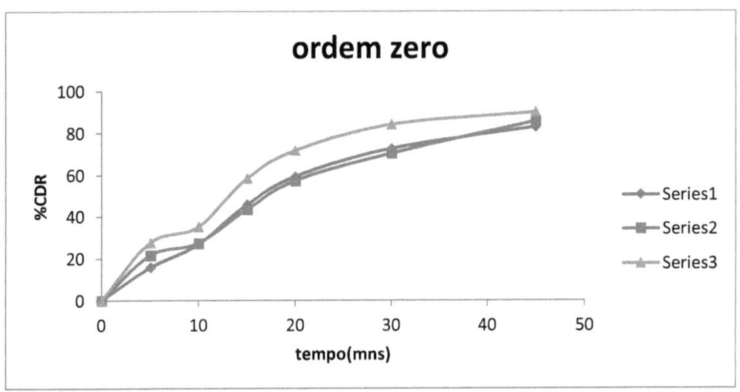

Figura n.º 15: Ordem zero 15%

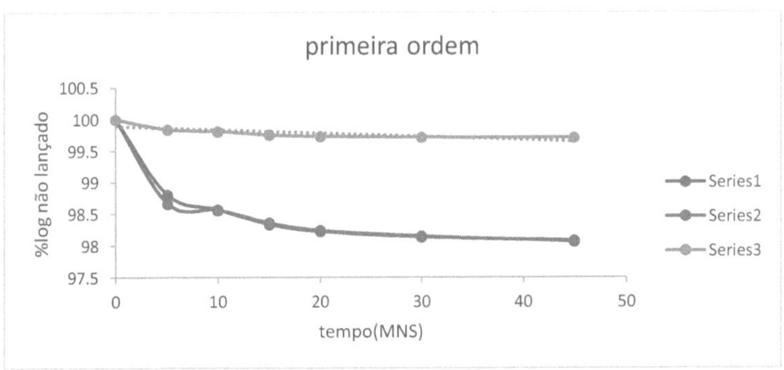

Figura n.º 16: Primeira encomenda (15%)

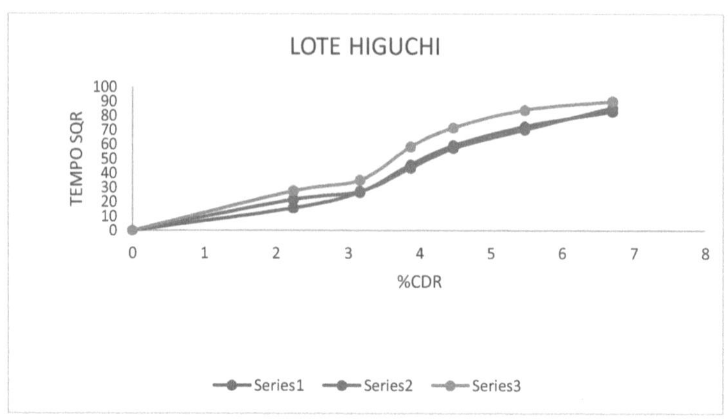

Figura nº 17: Gráfico de Higuchi (15%)

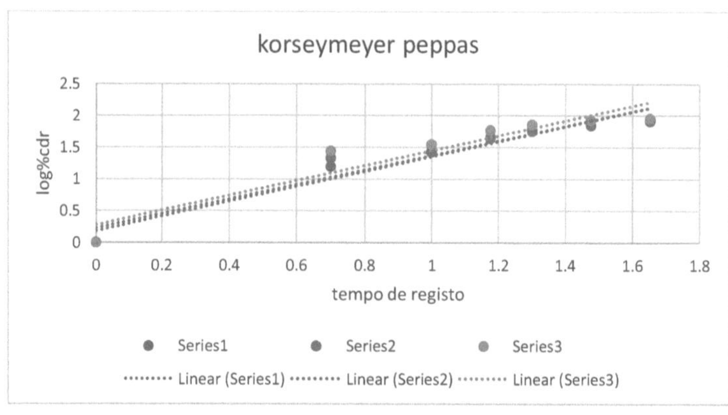

Figura nº 18: KorsemeyerPeppas(15%)

Cinética de libertação:

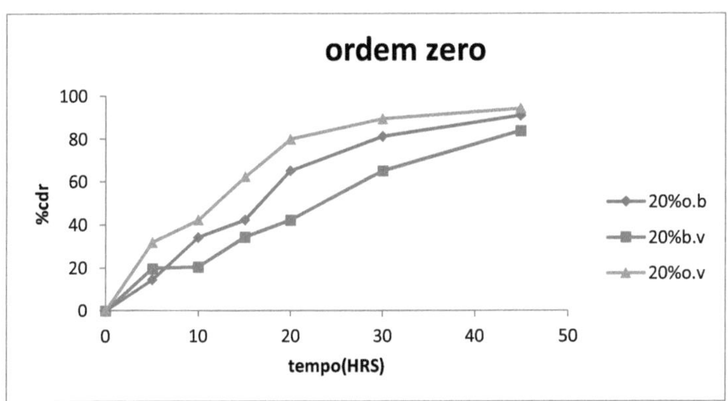

Figura nº 18: Encomenda zero (20%)

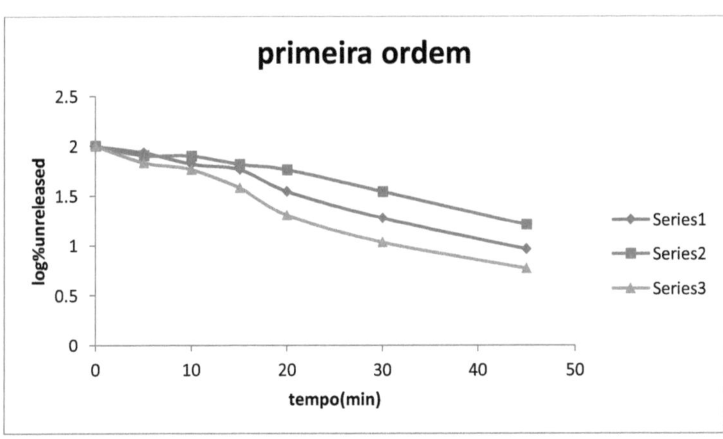

Figura n.º 20: Primeira encomenda (20%)

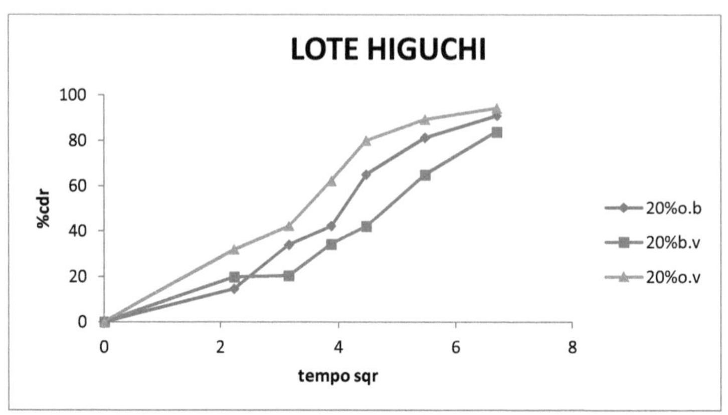

Figura nº 21: Higuchi (20%)

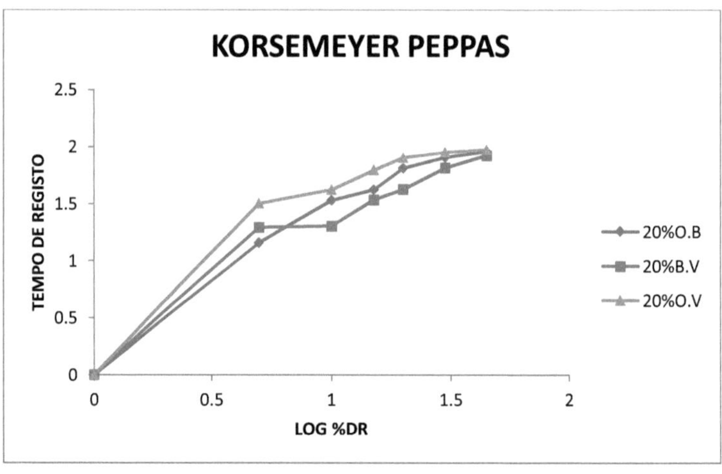

Figura nº 22: KorsemeyerPeppa's(20%)

Tabela nº 20: Avaliação dos parâmetros de pré-compressão:

FORMULATION CODE	LOOSE Bulk DENSITY(gm\cm³)	TAPPED BULK DENSITY	ANGLE OF REPOSE	CARRS INDEX	HAUSNERS RATIO
F1	0.520±0.03	0.611±0.04	25.65±0.05	15±1.78	1.17±0.01
F2	0.476±0.12	0.511±0.06	25.44±0.09	13.61±1.23	1.16±0.02
F3	0.482±0.04	0.558±0.09	25.12±0.05	13.62±1.87	1.17±0.01
F4	0.486±0.03	0.563±0.06	24.34±0.03	13.6±1.21	1.15±0.03
F5	0.47±0.03	0.542±0.04	25.14±0.08	13.2±0.64	1.15±0.03
F6	0.474±0.04	0.549±0.01	25.28±0.03	13.7±0.52	1.16±0.02
F7	0.516±0.12	0.607±0.09	25.22±0.01	14.9±0.34	1.1±0.01
F8	0.471±0.19	0.551±0.05	24.68±0.04	13.6±1.21	1.16±0.01
F9	0.517±0.03	0.608±0.03	24.74±0.03	14.6±0.46	1.17±0.01
F10	0.486±0.03	0.558±0.09	24.65±0.04	11.65±0.54	1.14±0.01
F11	0.521±0.02	0.548±0.05	25.75±0.03	12.36±0.56	1.16±0.02

Parâmetros de pré-formulação

- As formulações preparadas foram encontradas no intervalo de 24,7-25,75 para os testes de avaliação do ângulo de repouso.
- A densidade aparente foi de 0,47 -0,51gm/cm³ para os testes de avaliação e está dentro dos limites.
- O rácio de Hausner de toda a formulação apresentou valores entre 1,1-1,17 e situa-se nos limites.
- O índice de Carr ou o índice de compressibilidade (%) para toda a formulação variou entre 11,6 e 17,0, situando-se entre os limites.

Tabela no 21: Parâmetros de pós-compressão:

FC	Weight variation	Hardness	Friability	Thickness
F1	200 ±0.19	3.2±0.12	0.19±0.03	2.22±0.01
F2	198.5±0.12	3.3±0.15	0.3±0.04	2.24±0.36
F3	199±1.15	3.5±0.1	0.37±0.03	2.30±0.36
F4	198.3333±1.46	4.5±0.22	0.21±0.27	2.30±0.036
F5	198.3333±1.51	4.5±0.26	0.05±0.26	2.42±0.02
F6	198±0.51	4.5±17	0.265±0.032	2.22±0.01
F7	199.3333±1.15	4.5±12	0.265±0.015	2.31±0.036
F8	201±0.56	4.0±0.27	0.275±0.12	2.45±0.01
F9	197.3333±0.87	4.0±0.22	0.42±0.13	2.11±0.03
F10	202±0.23	4±0.21	0.15±0.25	2.30±0.36
F11	200.3333±0.32	4±0.23	0.33±0.16	2.30±0.036
F12	199±1.15	4±0.22	o.43±0.05	2.42±0.02

Dureza

A força de esmagamento do comprimido foi encontrada entre 3,2 e 4,5 Kg/cm^2 e dentro dos limites.

Peso médio

O teste de variação de peso foi efectuado e os comprimidos formulados estavam entre 198,2-202,0, o que se enquadra nos limites exigidos.

Friabilidade

Os valores de % de friabilidade para todas as formulações foram inferiores a 1%, tendo-se verificado que se situavam entre 0,21%. Assim, todos os comprimidos tinham resistência mecânica.

Uniformidade de espessura

A espessura uniforme dos comprimidos formulados foi encontrada entre 2,30 mm e a espessura desejada.

Tabela nº 22: Parâmetros de pós-compressão

Formulation Code	Drug content	Disintegration time (sec)
F1	95.6	39
F2	98.5	42
F3	97.3	35
F4	98.3	21
F5	99.2	29
F6	95.6	23
F7	98.3	41
F8	97.4	36
F9	98.5	29
F10	97.5	42
F11	96.5	40
F12	98.5	37

Uniformidade do conteúdo do medicamento:

A percentagem do teor do fármaco em todas as formulações situou-se entre 96,5 e 99,5, o que está dentro do limite IP

Teste de desintegração in vitro:

Entre todas as formulações, a F4 foi selecionada como a melhor formulação, uma vez que apresentou o menor tempo de desintegração invitro de 16 segundos, o que está dentro dos limites.

Tabela nº 23: Dados de dissolução in vitro:

Time	F1	F2	F3	F4	F5	F6	F7	F8	F9	F10	F11	F12
0	0	0	0	0	0	0	0	0	0	0	0	0
5	32.818	17.183	11.334	12.055	22.186	8.644	15.781	21.683	27.690	14.410	19.716	31.834
10	44.874	38.727	27.504	31.206	24.836	27.020	26.916	27.397	35.204	33.960	20.312	42.090
15	54.544	53.351	40.568	44.244	41.567	44.706	45.941	43.618	58.416	42.090	34.314	62.183
20	68.651	74.032	56.951	66.910	53.769	61.801	59.358	57.369	71.741	65.032	42.195	79.890
30	81.313	83.400	74.553	83.315	72.648	79.493	72.669	70.367	84.116	81.167	65.072	89.240
45	92.787	90.041	86.462	96.530	87.132	89.602	82.967	85.730	90.020	90.851	83.845	94.123

CAPÍTULO 6: RESUMO

RESUMO

No presente estudo, foram preparados comprimidos de desintegração oral (FDTs) de besilato de amlodipina utilizando dois tipos de desintegrantes naturais superiores em diferentes proporções pelo método de compressão direta.

A avaliação de FDTs de amlodipina foi realizada para aparência geral, parâmetros físicos como dureza, friabilidade, tempo de molhagem, variação de peso, uniformidade do conteúdo do fármaco, desintegração in vitro, estudos de dissolução in vitro. Os testes acima mencionados foram realizados utilizando os procedimentos oficiais e com procedimentos de teste modificados recolhidos de vários artigos de investigação. Assim, conclui-se que o co-processamento de excipientes pode levar à formação de excipientes com propriedades superiores, tais como melhor fluxo, baixa sensibilidade à humidade, compressibilidade superior e comprimidos de desintegração rápida de amlodipina. A formulação que contém superdisintegrantes naturais [*Ocimumbacillicum15% é* a melhor formulação com 96,53% de libertação do fármaco no menor tempo de desintegração do comprimido, ou seja, 21 segundos, e também as boas propriedades gerais de fluxo, o menor tempo de humedecimento, o máximo de libertação do fármaco in vitro, estudos de dissolução in vitro.

Assim, concluímos que a FDT de besilato de amlodipina pode ser preparada com sucesso utilizando os métodos e equipamentos convencionais e pode ser uma forma de dosagem amiga do doente para o tratamento da angina de peito.

CAPÍTULO 7: CONCLUSÃO

CONCLUSÃO

O presente trabalho centrou-se no desenvolvimento de FDDS para melhorar o tempo de desintegração e a adesão do doente. Os FDT foram preparados por compressão direta e o objetivo de obter uma maior biodisponibilidade foi assim alcançado.

CAPÍTULO 8: REFERÊNCIAS

Referências:

1. Nyol, Sandeep e M.M Gupta "immediate drug release dosage form :a review journal of drug delivery and therapeutics
2. Bandari S,,mittapali R , Rao YM ,GannuR. Orodispersibletablets:an overview ,Asian J pharm.2008:2-11
3. Hirani JJ, RathodDA ,vadalia KR. Comprimidos de desintegração oral: uma revisão. Trop J pharm res. 2009:8(2):161-172
4. HimanshuDeshmukh ,Chandrashekhara S. , Nageh C., Amolmurade , shridharUsgaunkar .of super disintegrants : Uma investigação recente e uma abordagem atual
5. AllenLV,wangB,Davis JD .método de marcação de comprimidos de dissolução rápida. Patente dos EUA n.º US 5635210,1998.
6. D.G. umalkar ,conceção e avaliação de um comprimido de dissolução rápida de zopiclone .int .J pharma .Res .2010;2(2):56-66
7. DebjitBhowmik ,B. jayakar ,k. sampathkumar ,design e caraterização de comprimidos de dissolução rápida de Telmisartan . int .J .pharma Rec. Res.2009; 1(1):31-40
8. N.G Raghavendra Rao ,ketanThube , Ram pentewar e V.B surykar , comparação de diferentes superdisintegrantes na conceção de comprimidos de dissolução rápida de tartarato de metoprolol
9. ShindeAnilkumar J, waghuleArun N , Paithaneamol ,more Harinath N. desenvolvimento e caraterização de comprimidos orais de dissolução rápida de nifidipina utilizando cânfora como material sublimimgmaterial.Res .J.pharm ,Bio .&chem.sci .2010;1(1):31-40

10. ParmarR.B., Baria A.H., Tank H.M., Faldu S.D, formulação e avaliação de comprimidos de dissolução rápida de Domperidona. int.J.pharm.Tech.Res 2009;1(3):46.50

11. Suhas M. Kakade et al ,formulação e avaliação de comprimidos de dissolução bucal de iosartanbipotássio por técnicas de compressão direta .int .J.Res.pharm.sci .2010 1(3):290-295

12. sheeba FR et al, formulation amd evaluation of nifidipine sublingual tablets. Asian J. pharm .& clinical Res.2009;2(3): 44-48

13. Uday S Rngole ,PSKawtikwar e DM sakarkar ,formulação e avaliação *in-vitro* pharm .Tech .2008;1 (4):349-352

14. Nirav v patel ,narendra P chaotai ,myur p patel , conceção da formulação de comprimidos de fast-relase preparados pelo método de granulação por fusão .Asian J .pharm .2008; 22-25

15. Anish chandy ,Sandeep Gupta, Ashish manigauha ,Aloksingh Thakur ,avaliação comparativa de desintegrantes em comprimidos orodispersíveis de famotidina .int .J.pharm& pharm .sci.2009; 1(1):65-73

16. Ravi kumar ,M.B.patil ,sachin R. patil ,Mahesh S.paschapur ,desenvolvimento e caraterização de comprimidos de haloperidol de fusão na boca por técnica de sublimação .int, J.pharm.&pharma .sci .2009; 1(1):65-73

17. S Furtado et al ,desenvolvimento e caraterização de comprimidos orodispersíveis de famotidina contendo um agente sublimador .Trop. J pharm.Res.2008; 7(4):1185-1189

18. Ganesh kumarGudas et al , formulação e avaliação de comprimidos de dissolução rápida de chlorpromazine HCL. J. pharma .sci.& tech.2010;2(1); 99-102

19. P.S.zade ,P.Skawtikwar ,D.M. sakarkar ,formulação ,avaliação e otimização de comprimidos de dissolução rápida contendo Cloridrato de Tizanidina . int. J. pharm Tech. Res.2009;1(1):34-32

20. MoshinA.A ,Nimbalkar N.E, Sanaullah S , Aejaz A , formulação e avaliação de comprimidos para dissolução bucal contendo Cloridrato de Tizanidina . int . J. pharma&pharma.sci. 2010; 2(1):204-210

21. Radke R.S, Jadhav J.K , chajeed M.R, formulação e avaliação de comprimidos orodispersíveis de Baclofeno .int .J. chem tech Res.2009 ;1(3); 517-521

22. Hindustan Abdul Ahad et al , nova abordagem na formulação e avaliação de comprimidos de dissolução bucal de cloridrato de ondanserton .int. J. of applied Bio.&pharma.Tech.2010;1(1)582-588

23. Balasubramaniumjagadish et al ,Enhanced dissolution and Bioavilabilty of Raloxifene Hydrochloride by co-grinding with different superdisintegrants .chem.pharm.Bull.2010; 58(3) 293-300

24. . D.M.patel, M.M. patel ,otimização de comprimidos de Etoricoxib de dissolução rápida preparados pelo método de sublimação .ind.J. pharma .sci. 2008;70(1):71-75

25. Farmacopeia Europeia, 1997. 3rd ed.Strasbourg,França

26. Raymond C-Rowe, Paul J. S. heskey e Paul J. Weller, Handbook of pharmaceutical excipients, 4ª edição, The pharmaceutical press, Londres. 4ª edição, The pharmaceutical press, Londres.

27. Raymond C-Rowe ,Paul J S heskey&paul J weller ,Handbook of pharmaceutical excipients. 4ª edição, The pharmaceutical press, Londres.

28. A formulação e a avaliação de comprimidos orodispersíveis de metformina, Int.J applied pharm.2010; 2 (3)_;15-21 .

29. Sinkopj.martin 's physical pharmacy and pharmaceutical sciences .5th ed .pliladelphia :Lippincott Williams& wikins;2006:p.558

30. Raju SR, Shanmugananthan S, SekharanTR ,senthil SRK, Thirupathi AT .int . chem .pharm .Tech.Res .2009;1(4): 1251 -1256

31. subramanyam CVS . Livro de texto de farmácia física, Vallabhprakashan, 2nd ed;2001

32. Lachman L, LibermannHA ,kanig JL. A teoria e a prática da farmácia industrial. Varghese publishing House ,3rd edition ;1991; 297-301

33. .vijaya KS ,Mishra DN . comprimidos orais de desintegração rápida de meloxicam. Ind drugs.2006;43(2):117-21

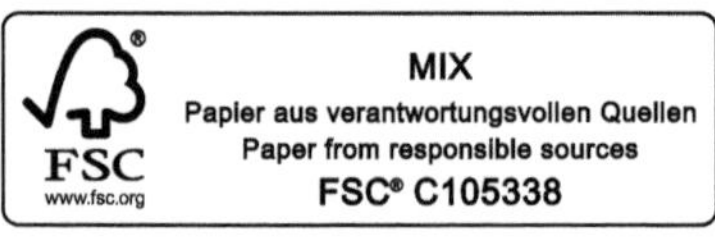

Printed by Books on Demand GmbH, Norderstedt / Germany